TRAITEMENT

DES

FRACTURES DE LA CLAVICULE

PAR UN APPAREIL A COMPRESSION DIRECTE

PAR

JEAN-EUGÈNE LABROSSE

DOCTEUR EN MÉDECINE

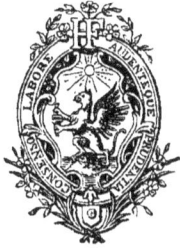

MONTPELLIER
IMPRIMERIE CENTRALE DU MIDI
(Hamelin Frères)

—

1888

A MON PÈRE ET A MA MÈRE

A MES SŒURS

A MON FRÈRE

A MA FAMILLE D'ÉLECTION

A LA MÉMOIRE DE MES AMIS

LOUIS RENAULT ET LOUIS TARTAULT

J.-E. LABROSSE.

A MONSIEUR LE DOCTEUR GAUDON

A MONSIEUR LE DOCTEUR MAUREL

Médecin principal de la Marine en retraite,
Professeur suppléant de Pathologie interne à l'École
de plein exercice de Toulouse.

J.-E. LABROSSE

A MON PRÉSIDENT DE THESE

MONSIEUR LE PROFESSEUR GRYNFELTT

J.-E. LABROSSE.

1

INTRODUCTION

Nous avons eu l'occasion l'année dernière, à l'hôpital de Cherbourg, de voir appliquer un appareil imaginé par M. le docteur Maurel,
médecin principal de la marine, pour le traitement des fractures de
la clavicule. Bien que cet appareil ait été déjà présenté par son auteur,
notamment dans le *Bulletin de thérapeutique*, en 1877, et que
M. Jamain l'ait cité dans son traité de *Petite Chirurgie*, nous avons
cru intéressant d'insister sur les résultats uniques qu'il donne, et nous
en avons fait le sujet de notre thèse inaugurale.

Il a été dit, à maintes reprises, que les fractures de la clavicule
pouvaient se passer d'appareils, et que d'ailleurs leur consolidation
vicieuse ne nuisait en rien au bon fonctionnement de l'épaule. Nous
verrons, dans la première partie de notre travail, ce qu'il faut penser
de cette assertion.

Mais, fût-elle vraie, le chirurgien n'en devrait pas moins cher-
cher à remédier à la déformation elle-même, dans le seul but esthétique. S'il importe peu à un ouvrier ou à un soldat d'avoir un cal difforme, il n'en est pas de même pour les femmes qui, par coquetterie
ou par métier, montrent leurs épaules. Et l'on comprend de quel dom-
mage peut leur être la saillie disgracieuse d'une clavicule en baïon-
nette.

Nous verrons que dans quelques cas rares, quand il s'agit de fracture sous-périostée, par exemple, la régularité du cal peut s'obtenir spontanément, par suite du non-déplacement des fragments. Mais, toutes les fois que le déplacement existe, cette régularité du cal ne peut être donnée que par une compression directe, permanente, qui maintienne les fragments parfaitement réduits.

Cette compression directe pourrait, au besoin, se faire avec le doigt. M. le professeur Marcellin Duval racontait dans ses cliniques qu'un jeune médecin, pour éviter sûrement une déformation de la clavicule à sa fiancée, avait pratiqué la compression digitale jusqu'à consolidation complète. Il était relevé dans sa tâche par la mère de la jeune fille. Cette dernière, ajoutait M. Duval, trouvait la main du chirurgien plus intelligente et plus douce. Mais le résultat n'en fut pas moins parfait.

Avouons que ce moyen, s'il est charmant, n'est guère pratique. L'Amour médecin n'est pas au service de tous.

Il faut donc le remplacer par un appareil qui exerce une compression digitale artificielle. Nous démontrerons que les appareils classiques sont impuissants à donner ce résultat et que, seul, celui de M. le docteur Maurel peut y prétendre.

Qu'il nous soit permis, avant d'entrer en matière, d'exprimer toute notre reconnaissance à M. le docteur Maurel pour les renseignements et les conseils qui nous a si gracieusement donnés.

Nous remercions aussi M. le docteur Vauvray des observations qu'il a très-obligeamment mises à notre disposition.

M. le professeur Grynfeltt a bien voulu nous faire l'honneur d'accepter la présidence de notre thèse; nous lui en exprimons ici notre profonde gratitude.

TRAITEMENT

DES

FRACTURES DE LA CLAVICULE

PAR UN APPAREIL A COMPRESSION DIRECTE

DE L'UTILITÉ D'UN APPAREIL

Pour faire comprendre cette utilité, nous allons rappeler en quelques mots quel rôle joue la clavicule dans l'accomplissement des mouvements du membre supérieur; quelles sont les conséquences immédiates de sa fracture complète; quelles peuvent être les conséquences ultérieures de sa consolidation imparfaite et de son raccourcissement, et enfin nous insisterons sur les agents dynamiques qui s'opposent à la réduction et à la coaptation spontanées des fragments.

L'articulation scapulo-humérale jouissant des mouvements les plus variés, et particulièrement des mouvements de circumduction, ne peut les accomplir qu'autant que le point qui en est le centre est indépendant des parties voisines. Il en résulte que la cavité glénoïde a besoin d'être maintenue à une certaine distance de la cage thoracique.

La clavicule remplit précisément cette fonction mécanique. Étendue du sternum à l'omoplate, elle sert d'arc-boutant à ce dernier os.

Qu'elle vienne à se fracturer, et l'épaule, n'étant plus maintenue à distance, tend à se rapprocher de la verticale, tombe et s'applique au thorax.

D'où immédiatement *abolition* ou, pour le moins, *limitation* très-grande des mouvements du bras.

Plus tard, si, après consolidation, la clavicule n'a pas recouvré sa longueur primitive, par suite de réduction imparfaite ou de chevauchement accidentel des fragments, l'épaule reste plus ou moins rapprochée du tronc, suivant le degré de raccourcissement, et la gêne des mouvements est plus ou moins prononcée.

D'après les statistiques qui ont été faites, particulièrement par Hurel, qui rapporte dans sa thèse 60 cas de fracture de la clavicule, tout raccourcissement de plus d'un centimètre entrave pour un temps plus ou moins long le jeu de l'articulation. Au delà de 3 centimètres, il peut mettre obstacle à tout mouvement.

Il importe donc de rendre à la clavicule fracturée sa direction et sa longueur primitives.

Plusieurs agents s'opposent à ce résultat par les déplacements qu'ils provoquent.

Nous citerons: d'abord le poids du membre supérieur, qui, n'étant plus écarté du tronc, s'abaisse et entraîne avec lui le fragment externe, qui adhère à l'omoplate. Ce fragment se dirige en bas et généralement en avant.

En second lieu, l'action musculaire. On sait, en effet, que le faisceau claviculaire du muscle sterno-cléido-mastoïdien s'insère à l'union du tiers moyen avec le tiers interne de la clavicule. Dans le plus grand nombre des cas (42 sur 60, Hurel), la fracture siége en dehors de cette insertion. Il en résulte que la moindre contraction (convulsive ou non) entraîne en haut et en arrière l'extrémité externe du fragment interne.

Mais ce fragment est soumis encore à une autre action. Le ligament interclaviculaire qui s'étend d'une clavicule à l'autre, au-dessus de la fourchette sternale, est disposé de telle façon qu'à l'état normal il est continuellement tendu par le poids des membres qui sont suspendus à l'extrémité externe des clavicules. Si donc l'un de ces os vient à se fracturer, le ligament cessera d'être tendu, et, cédant à son élasticité, reviendra sur lui-même, en entraînant en haut l'extrémité externe du fragment interne.

Ce déplacement s'effectue toujours quand il y a fracture complète du corps de la clavicule et lorsque le trait de la fracture est oblique de haut en bas et de dehors en dedans, ce qui a lieu dans la majorité des cas. Groult l'a démontré par des expériences sur le cadavre. Il cassait la clavicule après l'avoir libérée de tous les muscles qui s'y insèrent, et il constatait que le fragment interne est toujours porté en haut.

Enfin il existe une autre cause de déplacement qu'a signalée Alphonse Guérin : c'est la répercussion incessante des mouvements du tronc et du bras sain sur le fragment sternal, par l'intermédiaire de la clavicule saine, du sternum et du ligament interclaviculaire.

Du siége et de la direction des déplacements que nous venons d'énumérer Malgaigne a conclu aux indications suivantes :

1° Porter le moignon de l'épaule, et avec lui le fragment externe, *en haut ;*

2° Porter le moignon de l'épaule, et avec lui le fragment externe, *en arrière ;*

3° Porter le moignon de l'épaule et le fragment externe *en dehors ;*

4° *Abaisser* le fragment interne ;

5° *Immobiliser* les fragments.

Est-il nécessaire de discuter si de telles indications peuvent être remplies sans le secours d'un appareil ou d'un bandage ? Et pourtant, en présence de l'inefficacité des appareils connus, certains chirurgiens, Nélaton entre autres et, plus récemment, M. Tillaux, ont conseillé de n'en appliquer aucun ou de s'en tenir au plus simple, à l'écharpe de Mayor.

C'est abandonner la partie ; car, s'il est vrai que dans les cas de fracture sans déplacement une simple écharpe est suffisante, il n'en peut être de même dans les cas contraires. Nous le verrons en faisant la critique des appareils employés jusqu'à ce jour.

L'immobilisation dans le décubitus dorsal, sur un lit dur, n'est pas plus efficace. Elle suppose un malade idéalement docile et résigné, qui ne ferait aucun mouvement, pas même pendant son sommeil. Peu de personnes voudraient se soumettre à un pareil traitement. Il ne faudrait pas songer à l'appliquer chez les enfants.

Donc certains chirurgiens consentent au cal difforme, au raccourcissement presque certain, estimant, — souvent à tort, les statistiques le prouvent, — que les mouvements de l'épaule n'en souffriront pas. Quant à l'esthétique, ils ne semblent pas s'en être préoccupés.

D'autres chirurgiens, — et c'est le plus grand nombre, — se sont efforcés de répondre aux indications de Malgaigne. Nous allons passer rapidement en revue les principaux appareils qu'ils ont proposés et voir s'ils répondent à toutes les indications.

CRITIQUE DES PRINCIPAUX APPAREILS EMPLOYÉS
JUSQU'A CE JOUR

Nous ne ferons que mentionner pour mémoire le bandage en huit postérieur d'Ambroise Paré et celui de J.-L. Petit, qui ramenaient les épaules en arrière et ne remédiaient qu'à un seul déplacement, celui du fragment externe en avant.

Il faut arriver à la fin du siècle dernier pour trouver un appareil qui réponde à plusieurs indications. Nous voulons parler de l'appareil de Desault.

Grâce au coussin axillaire et aux bandelettes qui maintiennent le coude élevé, l'épaule est portée *en haut* et *en dehors,* mais non en arrière. Quant aux bandelettes qui passent sur les clavicules, elles n'exercent qu'une pression insignifiante, pour ne pas dire nulle, sur le fragment interne. Enfin cet appareil se relâche facilement et se déplace, par suite de l'extensibilité des bandes de toile.

Boyer, au commencement de ce siècle, apporte un perfectionnement. Il empêche le déplacement du bras en le maintenant appliqué sur la partie latérale du tronc, à l'aide d'un bracelet et d'une ceinture thoracique. Grâce au coussin placé dans l'aisselle, l'épaule est portée en dehors, mais non en arrière. Il n'y a pas contention directe des fragments.

Gerdy songe le premier à porter l'épaule en haut et en arrière, en amenant le coude en avant du thorax et en l'y maintenant à l'aide d'un bandage de corps. On comprend que, l'extrémité inférieure de l'humé-

2

rus étant soulevée et portée en dedans et en avant, l'extrémité supérieure sera par cela même portée en haut, en dehors et en arrière. Les trois premières indications se trouvent remplies. Quant à la quatrième et à la cinquième, cet appareil n'y répond pas mieux que les précédents.

Le bandage de Mayor, qui n'est autre chose qu'une écharpe triangulaire, est absolument défectueux. A cause de la laxité de la toile dont il est fait et de la facilité avec laquelle il se déplace, il n'offre aucune garantie de permanence dans son action. Il porte l'épaule en haut et en dehors. Il n'exerce aucune action sur le fragment interne. Ce bandage est incontestablement très-utile dans les cas de fracture sans déplacement, comme aussi dans la période de solidification des fractures, pour reposer le blessé de son appareil; mais il est toujours impuissant au début pour maintenir la coaptation des fragments qui tendent à se déplacer. Nous avons pu le constater nous-même dans un cas de fracture oblique dont nous donnons plus loin l'observation.

Le bandage de Velpeau n'est que celui de Desault rendu plus solide par le badigeonnage dextriné des bandes. Il maintient parfaitement le membre dans la position qu'on lui a donnée. Malheureusement il est difficilement supporté par les malades, dont il emprisonne le thorax dans une cuirasse rigide. De plus, il cause de fréquentes excoriations et peut même donner lieu à des paralysies de la main et de l'avant-bras, par compression du nerf cubital. S'il ne présentait ces graves inconvénients, le bandage de Velpeau répondrait aux trois premières indications, en tenant l'épaule élevée en dehors et en arrière. Il exercerait même une certaine compression sur le fragment interne, par les bandes dextrinées qui passent sur l'épaule malade.

Le bandage de Chassaignac est une modification du précédent. Les bandes passant au-dessus de la clavicule sont supprimées. Le membre supérieur tout entier est encore emprisonné dans le bandage, ainsi que le thorax. Nous lui adressons donc les mêmes critiques qu'à celui de Velpeau.

Avec M. Péan, nous arrivons à un bandage très-perfectionné. Le bandage de Chassaignac a été évidé au niveau du coude, pour épargner la compression douloureuse sur cette partie du membre. Enfin une bande élastique, avec pelote en caoutchouc, comprime directement le fragment interne. Ici toutes les indications sont remplies. Toutefois nous ferons remarquer que la pelote n'agit que de haut en bas, et ne saurait ramener en avant le fragment interne lorsqu'il a tendance à se déplacer en arrière, ce qui est fréquent. Enfin ce bandage, comme les précédents, enserre le thorax et la main dans ses bandes dextrinées. Il comprimerait inévitablement les seins chez la femme.

Nous citerons encore comme appareils plus récents ceux de Morel-Lavallée et de M. Guillemin, qui sont dépourvus de bandage de corps. Ils se composent d'un sac de toile emprisonnant le coude. Le bras est maintenu devant la poitrine par des bandes de caoutchouc, qui passent par-dessus les épaules et doivent en même temps comprimer le fragment interne. Il est bien évident que, par le fait de l'élasticité des bandes, le bras est imparfaitement maintenu dans la position qu'on lui a assignée. L'immobilité des fragments et l'élévation permanente de l'épaule ne sont pas assurées.

En résumé, nous voyons qu'aucun des appareils que nous venons de passer en revue ne répond pleinement à toutes les indications. Seul, celui de M. Péan est près d'y satisfaire; mais il est passible encore de certaines critiques de détail qui ne sont pas sans importance.

Nous allons montrer maintenant comment l'appareil de M. Maurel remédie aux défauts que nous avons signalés et comment il remplit toutes les indications, tant au point de vue de la contention des fragments que de la tolérance du bandage.

DESCRIPTION

DE L'APPAREIL DE M. LE DOCTEUR MAUREL

———

Nous ne pouvons mieux faire que de suivre exactement la description qu'en donne M. Maurel lui-même.

L'appareil se compose :

1° D'un bandage de corps ;
2° D'un gousset ou nid de pigeon ;
3° De lacs et de coussins compresseurs.

1° Le *bandage de corps* est fait en tissu de sangle de cheval. Une seule largeur suffit pour les enfants et les adolescents : c'est le *petit modèle*. Pour les adultes et surtout pour les personnes un peu fortes, il est préférable de donner deux largeurs à l'appareil ; les deux sangles sont réunies par la couture du pelletier : c'est le *grand modèle*. Pour les femmes, l'appareil doit également avoir deux largeurs et la bande supérieure présenter deux goussets, taillés comme ceux des corsets, pour recevoir les seins. Ce bandage de corps doit avoir une longueur suffisante pour faire le tour complet du thorax, en passant à quelques centimètres au-dessous du bord inférieur de l'aisselle. Il porte à l'une de ses extrémités trois boucles et, à une certaine distance de l'autre, trois lacs en galon dit *tirant de botte*, cousus sur la face externe. Il est utile que ces lacs soient placés un peu en arrière de l'extrémité, pour que la partie du bandage située en avant garantisse la peau des pincements et tiraillements auxquels elle serait exposée sans cette précaution. Ce bandage de corps, ainsi confectionné, est recouvert à l'intérieur d'une peau de mouton chamoisée, rabattue en bordure sur le côté externe.

2° Le *nid de pigeon* est constitué par une bande du même tissu, cousue sur le bandage de corps, du côté de la fracture, et placé de telle manière que sa partie moyenne corresponde à la ligne mamelonnaire. Ce nid de pigeon, destiné à recevoir le coude du côté malade, doit avoir la forme d'un cône tronqué, renversé ; la partie la plus évasée correspondant à quelques centimètres au-dessus du pli de la saignée, une fois l'avant-bras fléchi, et la partie inférieure étant assez évasée pour découvrir les saillies osseuses du coude, épitrochlée, épicondyle, et éviter toute pression sur le nerf cubital. L'intérieur du nid de pigeon et la partie du bandage de corps qui le complète doivent être recouverts de peau de mouton chamoisée. Nous donnons plus loin les dimensions que doivent avoir ces différentes parties. Le nid de pigeon n'a jamais que la largeur d'une sangle, même dans les appareils de *fort modèle*, dans lesquels le bandage de corps se compose de deux bandes juxtaposées ; dans ce cas, le nid de pigeon est fixé à la bande inférieure.

3° Les *lacs* sont au nombre de trois. Ils sont en galon dit *tirant de botte*, et sont doublés de peau de mouton chamoisée, rabattue en bordure sur le côté externe, comme dans le bandage de corps. Cette précaution est indispensable si l'on veut éviter les inconvénients provenant du contact des coutures, qui rendent toute pression promptement insupportable.

Deux de ces lacs sont destinés au côté de la fracture ; ils sont fixés en arrière du bandage de corps à peu près au niveau du bord spinal de l'omoplate et viennent, en passant au-dessus de la clavicule malade, se réunir à deux lacs porte-boucles fixés au bord supérieur du nid de pigeon.

Chacun de ces lacs est muni d'un *coussin compresseur*, formé par deux plaques de cuir, rembourrées d'un côté et présentant du côté opposé une large coulisse ouverte dans le sens de la longueur et traversée de bout en bout par les lacs. Le côté rembourré offre une saillie

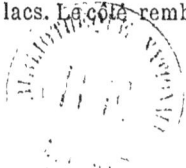

ou *talon* à l'une de ses extrémités. Ces deux lacs ont pour but d'exercer une pression constante sur la clavicule ; ils ne fonctionnent jamais en même temps, de sorte que la pression sur la clavicule est alternée, et qu'on peut, à volonté, changer le point d'appui.

Le troisième lacs part également de la partie postérieure et d'un point à peu près symétrique, et vient se boucler sur le troisième lacs porte-boucle du nid de pigeon. On peut pour ce lacs se dispenser d'un coussin compresseur, à moins de fracture double.

Comme on le voit, les matériaux servant à la confection de ce bandage sont toujours sous la main du médecin, qui peut se les procurer, même dans le dernier village, où l'on trouvera, en effet, facilement du tissu de sangle, du galon et des boucles de pantalon. On peut se dispenser, au besoin, de chamoiser le bandage, en se servant de deux feuilles d'ouate débordant un peu la sangle.

Nous en donnons la preuve dans le passage suivant d'une lettre de M. Vauvray, médecin à St-Pierre-Église (Manche), qui a eu l'occasion d'appliquer plusieurs fois l'appareil et dont nous publions plus loin quelques observations :

« J'ai taillé d'après vos données, écrit-il à M. Maurel, un patron en fort papier, et un bourrelier, qui est loin d'être un artiste, m'a confectionné votre appareil. Du galon en tirant de botte et des boucles de pantalon cousus aux points voulus m'ont mis en possession d'un bandage coûtant fort peu, d'une application des plus faciles et des plus utiles dans la médecine rurale. Comme nous traitons surtout des domestiques, des journaliers et des hommes de peine, qui ont besoin de leurs bras pour travailler et n'ont pas le sou, il importe d'être économe. Aussi souvent, au lieu de chamoiser le bandage, je me contente de deux feuilles d'ouate de 0m30 centimètres l'une, que je place autour du tronc avant de poser le bandage.»

Indications pour la confection du bandage

Le bandage de corps, qui est la pièce fournissant le point d'appui à toutes les autres parties, doit autant que possible se mouler exactement sur le thorax : on augmente ainsi les points de contact avec le corps et par conséquent la solidité ; et ensuite on évite les excoriations qui sont le résultat forcé de toutes les pressions inégales. C'est la pièce la plus difficile à confectionner, et l'on ne saurait y apporter trop de soin.

Voici comment on doit procéder. On taille séparément :

1° La pointe qui occupe la partie moyenne du dos ;

2° Les deux côtés qui viennent se rejoindre en avant.

a) Les dimensions à donner à la pointe sont les suivantes :

Hauteur : celle du bandage de corps entier.

Largeur en haut : celle du plus petit espace interscapulaire.

Largeur en bas : largeur comprise entre les deux angles inférieurs de l'omoplate.

Pour ces deux dernières mesures, les bras doivent être pendants le long du corps.

b) Pour connaître quelles sont les dimensions à donner aux côtés du bandage, M. Maurel prend avec un ruban métrique la circonférence du thorax, à quelques centimètres du bord inférieur de l'aisselle. De cette circonférence il retranche la largeur du bord supérieur de la pointe et divise le reste par 2. Même procédé pour la circonférence inférieure du thorax, qu'il prend au niveau du coude ramené dans la ligne mamelonnaire, la main étant placée sur l'autre épaule. De cette circonférence il retranche également la largeur du bord inférieur de la pointe et divise également le reste par 2.

Un bandage de corps ainsi confectionné ferait exactement. le tour du thorax ; par conséquent, les bords ne pourraient pas chevaucher l'un sur l'autre, ce qui est indispensable si l'on veut éviter les pincements de la peau. C'est pour obvier à cet inconvénient qu'on doit ajouter une longueur de 0^m10 au côté de la fracture.

. La confection du nid de pigeon est moins compliquée. Les dimensions à prendre sont :

1° Le périmètre de l'ellipse représentée par le coude fermé et mesuré à 0^m03 au-dessus du pli de la saignée ;

2° Celui de l'ellipse représentée par le coude fermé et mesuré juste au-dessus des saillies osseuses.

De ces deux périmètres, les deux tiers représentent la longueur à donner à la bande de sangle qui forme en dehors le nid de pigeon, et l'autre tiers représente la portion du bandage de corps qui doit le compléter en dedans.

Le milieu du nid de pigeon doit se trouver sur la verticale abaissée du mamelon. A son bord supérieur sont fixés trois *lacs porte-boucles*, ayant environ 0^m10 de longueur. Deux de ces boucles sont destinées aux lacs qui passent au-dessus de l'épaule malade, et qui sont fixés en arrière à peu près au niveau du bord spinal de l'omoplate, de telle manière que leur trajet soit normal à la clavicule.

Chacun de ces lacs porte un *coussin compresseur*, se composant de deux plaques de fort cuir : l'une, la *grande*, ayant 0^m08 de long sur 0^m03 de large ; l'autre, la *petite*, ayant la même longueur que la précédente et 0^m02 seulement de largeur. Cette dernière est fixée à la grande plaque par quelques points de couture. La face présentant la saillie ou *talon* est rembourrée avec des bandes de flanelle recouvertes, ainsi que les plaques, de cuir avec une peau de mouton chamoisée. Sur l'autre face du coussin compresseur et sur ses longs côtés est cousue une bande de peau, qui forme une coulisse ouverte dans le sens de la longueur et destinée aux lacs.

La troisième boucle est destinée au lacs qui, partant de la partie postérieure de l'épaule saine, passe sur elle, se place entre le pouce et les autres doigts de la main malade et traverse en écharpe la partie antérieure de la poitrine en assujétissant le bras contre elle. Ce lacs, dépourvu de coussin compresseur, a pour but de retenir le coude au-devant de la poitrine et lutte contre la tendance qu'il a de revenir à la verticale le long du plan latéral du tronc.

Telles sont les indications nécessaires pour confectionner exactement le bandage.

Il s'agit maintenant de l'appliquer. Le procédé de réduction de la fracture n'est pas indifférent pour la facilité de cette application.

Voici le procédé qu'emploie M. Maurel :

Il fait asseoir le malade sur une chaise, de telle façon que le dossier soit placé dans l'aisselle du côté sain. Ce dossier offrira un point d'appui et un point d'arrêt pour la contre-extension. De plus, le malade ainsi placé offre l'épaule malade, complétement dégagée, à la main du chirurgien. L'épaule, le bras, l'aisselle et toutes les parties où doivent s'appliquer les doigts de l'opérateur, sont préalablement saupoudrés d'amidon, jusqu'à ce que toute trace d'humidité ait disparu.

Cette précaution prise, on procède à la réduction.

Un aide placé du côté sain embrasse le tronc de ses deux mains, et, prenant un point d'appui solide sur le dossier de la chaise, fait la contre-extension.

L'opérateur se place du côté de la fracture et passe sous l'aisselle du malade le plein d'une serviette pliée en cravate, qu'il noue le plus près possible de ses extrémités. Cette serviette est saupoudrée d'amidon, pour favoriser son glissement après la réduction. L'opérateur, engageant alors sa tête dans l'anse formée par la serviette, écarte le bras du malade jusqu'à ce qu'il fasse un angle de 45° environ. En ce moment, après s'être assuré que la serviette est bien dans le sommet de l'aisselle, il porte sa tête en arrière et commence des tractions faibles, qu'il dirige en haut et en dehors, et qu'il rend de plus en plus énergiques. Alors une main, la gauche si l'on opère sur la clavicule

3

gauche, la droite si l'on opère sur la clavicule droite, saisit l'humérus, qui, nous l'avons vu, a été préalablement écarté du tronc, et le porte fortement en dedans jusqu'à ce que le coude soit arrivé au niveau de la ligne mamelonnaire, où il doit rester.

Pendant qu'une main agit sur l'humérus, l'autre exerce des manœuvres directes pour favoriser la coaptation.

Si l'on songe que, dans cette manœuvre, la longueur du bras de levier de la puissance est représentée par celle de l'humérus à partir de la serviette jusqu'au coude, et que la longueur du bras de levier de la résistance est comprise entre la serviette et la tête humérale, on se rendra compte de la force de traction en haut et en dehors qu'on peut exercer sur l'angle supéro-externe de l'omoplate, et par suite sur le fragment claviculaire externe qui y est adhérent.

La réduction par ce procédé est généralement facile.

Cette réduction une fois obtenue, on procède à la pose de l'appareil.

Le premier temps de cette opération est le plus considérable et le plus délicat. Il consiste en effet à introduire le coude dans le nid de pigeon, tout en le maintenant exactement sur la ligne mamelonnaire. Il faut par conséquent savoir, à mesure que se fait l'engagement, retirer la main doucement jusqu'à la partie moyenne du bras, sans cesser un seul instant l'effort qu'on exerce sur lui.

Après quoi on achève de placer le bandage de corps en le serrant modérément. On boucle ensuite les trois lacs qui passent par-dessus es épaules, sans en serrer aucun.

Puis vient le second temps, qui constitue l'adaptation de l'appareil. On procède alors au resserrement des lacs, par tâtonnements successifs et en interrogeant la sensibilité du malade. Il ne faut jamais oublier que, des deux lacs compresseurs qui passent sur la clavicule fracturée, un seul doit être serré et le second maintenu dans le relâchement, jusqu'à ce qu'on veuille établir l'alternance de la compression. Le premier sera alors relâché.

Le lacs qui passe sur l'épaule saine doit être modérément serré, mais assez toutefois pour maintenir le nid de pigeon sur la ligne mamelonnaire. Il sert aussi à fixer la main sur l'épaule saine, en donnant un point d'appui au pouce.

Une fois l'appareil en place, le malade peut d'abord éprouver une certaine gêne, mais il ne doit jamais éprouver de douleurs vives. Si cela était, il faudrait ou réappliquer complétement le bandage ou remédier immédiatement à la douleur, soit en faisant une incision sur les bords du gousset si le coude était comprimé, soit en glissant de l'ouate entre la peau et l'appareil si la douleur provenait d'une saillie ou d'un pli quelconque.

Mais, si l'appareil a été fait sur mesure et d'après les indications données plus haut, rien de pareil ne devra se produire.

Soins consécutifs

Cet appareil, comme tous les appareils à fracture, a besoin d'être surveillé.

D'abord le malade éprouvera un peu de gêne. Il lui faudra quelques jours pour s'habituer à l'immobilisation du membre. La cessation de toute gêne coïncide généralement, au bout du quatrième ou cinquième jour, avec la résolution musculaire qui succède à la contraction tétanique du début.

A ce moment-là, il y aura un relâchement plus ou moins marqué du bandage, qu'il faudra resserrer ainsi que les lacs compresseurs.

Parfois aussi le déplacement des fragments se sera en partie reproduit. Il faudra revenir à la réduction. Il est rare qu'on soit obligé de la pratiquer plus de deux fois.

On devra examiner tous les jours, si possible, le lien de la fracture et changer les liens de compression dès que le malade accusera la moindre douleur au niveau du coussin. Cette manœuvre est facile, grâce aux deux lacs qui doivent se remplacer. Il importe de serrer le nouveau lacs avant de relâcher l'autre.

Il faudra veiller surtout aux excoriations. Avec l'appareil de M. Maurel et grâce à l'alternance de la pression, on n'en observe jamais sur la clavicule, pourvu que cette alternance soit scrupuleusement pratiquée. Le même lacs peut fonctionner pendant douze heures et même, au besoin, pendant vingt-quatre heures. Quant au temps suffisant pour reposer le point de la peau qui a supporté la pression, une heure suffit amplement.

Les excoriations sont à craindre, surtout dans l'aisselle, au pli du coude, à la face interne du bras et externe du tronc. Pour les prévenir il est bon, avant d'appliquer l'appareil, de couvrir toutes ces parties d'une assez grande quantité de poudre inerte, poudre d'amidon ou de riz, et d'en continuer chaque jour l'application tant que dure l'emploi du bandage.

Pour ce qui est de la position à donner au malade, on peut dire que l'appareil ne fonctionne jamais mieux que dans la station verticale. On ne condamnera donc pas le malade à rester couché. Dès que la résolution musculaire sera établie, c'est-à-dire vers le quatrième jour, il pourra se lever, marcher et même vaquer à ses affaires.

Examen critique de l'appareil

L'appareil de M. Maurel remplit-il les différentes indications que nous avons énumérées au début de ce travail?

Nous savons que le fragment externe est entraîné avec l'épaule *en bas, en dedans* et *en avant*, et le fragment interne *en haut* et *en arrière*.

Il faut donc porter le moignon de l'épaule et le fragment externe *en haut, en dehors* et *en arrière*, et le fragment interne *en bas* et *en avant*.

Voyons si nous obtenons ces résultats :

1° Le coude est ramené en avant et soulevé pendant la manœuvre de réduction de la fracture. Cette élévation est transmise à la tête humérale, et par conséquent à l'épaule et au fragment externe. Car tout mouvement imprimé à l'extrémité d'une tige rigide, suivant une direction parallèle à l'axe de cette tige, communique à l'autre extrémité un mouvement de même sens.

Donc l'épaule et le fragment externe sont élevés par le fait de l'élévation du coude.

Cette élévation est rendue permanente grâce aux lacs qui, passant par-dessus les épaules, viennent s'attacher au bord supérieur du nid de pigeon qui soutient le coude.

2° Par suite de la direction oblique de bas en haut et d'avant en arrière donnée au bras, le mouvement d'élévation du coude se transmet forcément d'avant en arrière.

Donc l'épaule et le fragment externe sont portés en arrière.

3° Le coude est ramené en dedans. Or tout mouvement imprimé à l'extrémité d'une tige rigide, suivant une direction perpendiculaire à l'axe de cette tige, détermine un mouvement en sens inverse de l'extrémité opposée.

Donc l'épaule et le fragment externe sont portés en dehors.

Dans l'appareil de M. Maurel, le bras est transformé en un levier du premier genre, ayant son point d'appui sur la convexité du thorax, vers la quatrième côte, la puissance au coude et la résistance au moignon de l'épaule.

4° Reste le fragment interne.

Ce fragment subit de la part des lacs une pression *de bas en haut* et *d'arrière en avant* grâce au coussin compresseur à talon, qui embrasse, pour ainsi dire, le bord postéro-supérieur du fragment dans sa concavité.

5° L'immobilité des fragments est obtenue par un détour.

Si les pièces qui composent l'appareil étaient faites de tissu absolument inextensible, il y aurait immobilité absolue des fragments. Mais il faut reconnaître qu'il se produit toujours, au bout d'un certain temps, un relâchement plus ou moins marqué du bandage. Le coude s'abaisse donc toujours un peu et abaisse par conséquent le fragment externe. Mais nous ferons remarquer qu'il ne peut s'abaisser sans tirer sur le lacs compresseur, et par conséquent sans abaisser aussi le fragment interne.

Les deux fragments sont donc maintenus en contact, puisque leurs déplacements sont solidaires.

C'est surtout à la manière exacte dont il remplit ces deux importantes indications, la coaptation et l'immobilisation des fragments, que l'appareil de M. Maurel doit de l'emporter en perfection sur ceux que nous avons passés en revue.

Les résultats qu'il donne au point de vue de la régularité, de la consolidation et du prompt rétablissement des fonctions de l'épaule, sont aussi satisfaisants que possible.

On en jugera par les observations qui suivent.

Nous ajouterons à nos observations de fracture deux observations de luxation sus-acromiale de la clavicule traitée par l'appareil de M. Maurel. Dans le cas de luxation sus-acromiale, en effet, les déplacements de l'épaule sont les mêmes que dans les cas de fracture. Par conséquent, les mêmes moyens thérapeutiques peuvent être employés.

Nous regrettons vivement de ne publier qu'un nombre restreint d'observations, mais il nous a été impossible de nous en procurer d'autres.

M. le docteur Duplouy, directeur du service de santé à Rochefort, qui a employé plusieurs fois l'appareil, n'en a malheureusement pas noté les observations.

Nous ne pouvons que citer ce passage d'une lettre qu'il a adressée à M. Maurel :

« ..... J'ai employé plusieurs fois votre appareil. J'en ai été fort satisfait, et je ne fais aucune difficulté de le reconnaître et d'autoriser votre élève à le dire. Je regrette seulement de ne pouvoir appuyer cette déclaration que de mes souvenirs. »

OBSERVATIONS

Les trois premières observations sont de M. Maurel. Elles ont été prises à la Guyane, en 1876.

OBSERVATION PREMIÈRE

K..., transporté, entre à l'hôpital le 30 juin 1876.

Fracture de la clavicule gauche datant de dix jours.

La fracture siége à 10 centimètres et demi de l'extrémité interne.

Le fragment interne est fortement porté en haut et en arrière. Il est relié au fragment externe par un cal mou, déjà volumineux.

Le premier jour, réduction difficile et incomplète. Application de l'appareil.

Réduction complète le second jour. Du 4 juillet au 4 août, époque à laquelle le bandage est enlevé, la fracture a été visitée tous les jours.

A cette date, la clavicule a repris sa direction normale; mais le cal est toujours volumineux.

Léger raccourcissement, sans gêne des mouvements.

Le blessé sort guéri le 17 août.

OBSERVATION II

E. V... (race noire), cinq ans, chute sur le côté gauche.

Fracture de la clavicule gauche, à 5 centimètres de son extrémité interne.

La direction de la plaie osseuse est oblique de haut en bas, de dehors en dedans et d'avant en arrière.

Le blessé n'est présenté que onze jours après l'accident. On constate une forte saillie du fragment interne et un cal volumineux.

L'appareil est appliqué, après réduction incomplète.

Huit jours après, toute saillie a disparu. L'enfant court et joue avec son appareil.

Deux mois après, la fracture n'est reconnaissable qu'au toucher. Le raccourcissement est nul.

OBSERVATION III

E. H... (race blanche), six ans.

Chute du haut d'une chaise sur l'épaule gauche. Fracture de la clavicule à 6 centimètres de l'extrémité sternale.

Obliquité de haut en bas, de dehors en dedans et d'avant en arrière.

L'enfant n'est amené que vingt jours après l'accident.

Application de l'appareil le 24 septembre.

Les deux fragments font un angle saillant, rendu plus sensible par un cal volumineux.

Le 28, le malade souffre du coude. On agrandit la partie inférieure du nid de pigeon.

Le 29, le malade a bien dormi. La réduction se maintient.

Le 30, l'appareil est très-bien supporté. L'enfant reprend ses jeux. La saillie des fragments a diminué.

Le 5 octobre, la saillie diminue de plus en plus. La clavicule reprend sa direction normale.

Le 8, on constate quelques excoriations à la partie interne du bras et sur la partie latérale du tronc. Ces excoriations sont dues à la négligence des parents.

Lotions et application de poudre d'amidon. En quelques jours, les excoriations disparaissent.

Le bandage est maintenu jusqu'à consolidation complète.

L'enfant, vu le 1er décembre, a repris l'usage de son membre. La saillie due au volume du cal a disparu. Le toucher seul peut faire reconnaître le point de fracture.

Nous publions maintenant quatre observations que M. le docteur Vauvray, médecin en chef de la marine en retraite, a bien voulu mettre à notre disposition.

OBSERVATION IV

(Dr Vauvray)

B..., Bienaimé, cultivateur, soixante et un ans, a fait une chute sur l'épaule gauche (1884, 29 juin).

Fracture de la clavicule gauche dans son tiers interne. Déplacement considérable du fragment interne.

Réduction. Application du bandage, qui se met vite et bien.

Comme le malade demeure loin de chez moi, je ne le revois que le 4 juillet, le 14 et le 23.

Je n'ai qu'à changer la pression de tel ou tel lacs, selon les indications.

Du reste, rien n'a bougé ; le malade ne souffre pas.

Le 29 juillet, c'est-à-dire au bout d'un mois, la consolidation est parfaite.

Revu en juin 1888, quatre ans après la fracture. Il n'existe qu'un léger épaississement, à peine appréciable au toucher. Le brave homme, malgré ses soixante-cinq ans, se livre à ses travaux habituels. Il ne s'aperçoit en rien de son accident. Il s'est même livré devant moi à une gymnastique démonstrative, pour me prouver qu'il était bien guéri.

OBSERVATION V

(Dr Vauvray)

M..., Jean-Baptiste, quarante-cinq ans, journalier ; chute de cheval sur l'épaule droite (6 novembre 1886).

4

Fracture de la clavicule droite (tiers interne). Trait de la fracture oblique d'arrière en avant et de dehors en dedans. Léger chevauchement.

Application de l'appareil le soir même de l'accident.

Quatre semaines après, l'appareil est enlevé, et, pendant ce temps, deux fois seulement j'ai eu à serrer ou à relâcher tel ou tel lacs.

Le blessé a hâte de travailler. Dès les premiers jours de décembre, c'est-à-dire moins d'un mois après la fracture, il va à la journée.

Revu le 22 avril 1888. M... ne s'aperçoit en rien de sa fracture. La direction de la clavicule est parfaite. Il existe un raccourcissement insignifiant. Le cal est à peu près résorbé. Tous les mouvements s'accomplissent aussi bien et avec autant de facilité qu'avant la fracture.

OBSERVATION VI

(Dr Vauvray)

T... Paul, cinquante-trois ans. Chute de voiture sur l'épaule gauche.

Fracture de la clavicule gauche à son tiers interne (3 novembre 1887).

Saillie très-prononcée du fragment interne en haut et en arrière. Réduction. Application du bandage.

Je visite le blessé les 9, 16 et 30 novembre. Le 7 décembre, j'enlève le bandage. Cal volumineux, mais consolidation parfaite. Le malade peut se livrer à de légers travaux.

Revu le blessé le 22 avril 1888. Cal encore un peu volumineux, mais consolidation et direction aussi satisfaisantes que possible.

OBSERVATION VII

(Dr Vauvray)

L... R..., Jean-Baptiste, quarante-sept ans, charpentier, a fait hier 6 juin (1888), en portant un lourd fardeau, une chute sur l'épaule gauche.

Fracture au quart externe de la clavicule de ce côté. Au moment de l'examen, gonflement, saillie très-prononcée en haut et en avant du bord externe du fragment interne ou long fragment.

Le fragment externe, très-court et très-mobile, se porte en bas et en arrière sous le précédent.

Réduction facile, mais le fragment interne a une grande tendance à remonter.

Application du bandage et des lacs.

Revu le blessé le 11.[Quelques douleurs au coude. Un peu de coton y met bon ordre. Je resserre un peu les lacs et change le lien de compression. Tout va bien.

Le 18, et enfin le 28, tout est en bonne voie. Cal assez apparent, mais saillie à peine appréciable du fragment interne au-dessus de l'externe. La souffrance est nulle.

Je me propose d'enlever l'appareil jeudi 5 juillet.

Je ne doute pas qu'il n'y ait encore là un succès complet à ajouter à ceux que je vous ai envoyés.

OBSERVATION VIII
(Personnelle)

Th....., Joseph, soldat 1er de marine, vingt et un ans. Chute sur l'épaule gauche. Entre à l'hôpital le 9 mai 1887, le jour même de l'accident.

Fracture de la clavicule gauche, à la partie moyenne. Le trait de la fracture est oblique de haut en bas et de dehors en dedans.

L'extrémité externe du fragment interne, très-aiguë, fait saillie sous la peau, en haut et en arrière.

Le chef de service opère la réduction et applique l'écharpe de Mayor.

10 mai. — A la visite du matin, on constate que le déplacement s'est reproduit. On réduit de nouveau.

11. — Les fragments sont de nouveau séparés. On attribue ce déplacement réitéré aux mouvements involontaires du blessé pendant son sommeil.

Il existe un gonflement assez marqué de toute la région et une large ecchymose.

Le 12, M. le docteur Maurel réduit de nouveau et applique son appareil.

A partir de ce jour, le déplacement ne se reproduit plus.

Sauf quelques douleurs au coude, vite calmées par un coup de ciseaux à la partie inférieure du nid de pigeon, le malade supporte très-bien l'appareil.

Le 14 juin, la consolidation est achevée; le cal est assez volumineux, mais la maigreur du sujet permet de constater très-facilement que la clavicule a recouvré sa direction normale. Raccourcissement de 0m005. On met l'écharpe de Mayor.

Les mouvements du bras sont un peu gênés au début, par suite de l'engourdissement causé par l'immobilisation dans l'apppareil.

Au bout de quelques jours d'exercice, ils ont recouvré toute leur étendue.

Le malade sort le 28 juin.

OBSERVATION IX

(Personnelle)

A...., Gustave, trente-cinq ans, ouvrier à l'Arsenal, a reçu dans une bagarre un coup de chaise sur l'épaule gauche.

Entre à l'hôpital le lendemain (15 septembre 1887).

Fracture de la clavicule gauche, à l'union de son tiers moyen avec son tiers externe.

Le gonflement des parties est considérable et ne permet pas de reconnaître la direction de la plaie osseuse.

Meurtrissure très-prononcée de la peau, qui fait craindre une eschare.

A cause du gonflement, on ne réduit pas la fracture ce jour-là; on se contente d'appliquer des compresses résolutives sur les parties blessées.

16. — Le gonflement a notablement diminué, mais la palpation est encore excessivement douloureuse. On continue les compresses résolutives, sans réduire. Le bras est simplement tenu en écharpe.

On perçoit la saillie du fragment interne.

17. — La réduction est opérée sans difficulté. Le fragment interne était surtout porté en arrière.

On applique l'appareil en ayant soin de poser le coussin compresseur en dedans de la contusion. Le fragment interne étant très-long, la compression n'en est pas moins efficace et la contention est assurée.

18. — Le malade a mal dormi, par suite de la gêne causée par l'appareil, auquel il n'est pas habitué. Le bandage de corps s'est un peu relâché et le lacs compresseur a légèrement cédé. On constate que les fragments, sans s'être abandonnés, font un peu saillie en avant.

On réapplique le coussin compresseur et l'on réduit parfaitement par le simple resserrement du lacs.

19.—Aucun déplacement. Le malade a mieux dormi. Il accuse de la douleur dans l'aisselle. On y glisse un peu de poudre d'amidon. La peau ne présente pas de rougeur.

20. — On change le coussin compresseur. La compression peut se faire maintenant plus près du point fracturé.

21. — Rien de nouveau.

25. — On change le lien de compression.

30. — On délimite très-bien le cal. Il est large, aplati, un peu plus développé en haut qu'en bas.

7 octobre.— La consolidation est complète. Le cal est volumineux; mais la direction de la clavicule est aussi régulière que du côté sain.

24. — Le blessé sort guéri.

Nous ne l'avons pas revu; mais il n'est pas douteux que le cal a dû s'effacer peu à peu et que, la direction de la clavicule ayant été rétablie, aucune déformation ne doit exister.

Pendant toute la durée du traitement, excepté les deux premiers jours, le blessé, muni de l'appareil, s'est levé et s'est promené dans les cours de l'hôpital.

OBSERVATION X

(Maurel)

Luxation acrômio-claviculaire droite (variété sus-acromiale)

Leb..., Eugène, trente-trois ans, caporal d'armes à la division de Cherbourg.

Le 25 décembre, cet homme étant monté sur une table, fait une chute sur la partie supérieure et externe du moignon de l'épaule droite. A son arrivée à l'hôpital, on constate une luxation de l'extrémité externe de la clavicule (variété sus-acromiale); une contusion légère existe sur le point de l'épaule qui a porté dans la chute.

L'extrémité externe fait saillie en haut ; elle est située, en partie, au dessus de l'acromion; le moignon de l'épaule paraît abaissé et ramené en avant; mobilité anormale, douleur à la pression ; le bras est pendant le long du tronc, et l'avant-bras demi-fléchi est supporté par la main gauche.

Le malade marche, penché vers le côté droit; les mouvements de l'épaule sont gênés et douloureux.

La réduction est facile ; pour le maintien de la réduction, on applique le bandage de Mayor, qui paraît suffisant au moment de l'application.

Le 1ᵉʳ janvier, on s'aperçoit que la luxation s'est en partie reproduite. L'extrémité externe fait une saillie considérable et produit une difformité très-marquée. Tenant compte du peu de solidité des adhérences, on fait des tentatives pour réduire une seconde fois la luxation. La pression sur l'extrémité externe et la traction du moignon en dehors ne suffisent pas; c'est alors que M. Maurel a recours à son procédé de réduction (v. plus haut). Un léger craquement et l'affaissement de la saillie annoncent que la luxation est réduite.

Application du bandage de M. Maurel.

2 janvier. — Le malade a dormi sans gêne. Léger engourdissement du bras, qui disparaît en desserrant un peu le bandage de corps.

3. — Le malade n'a pas souffert ; il marche facilement. Jusqu'au 30 janvier, emploi de la poudre d'amidon.

30. — Le bandage a été maintenu depuis un mois, sans qu'on ait été obligé de le suspendre un seul instant ; pas d'excoriation.

La réduction est toujours maintenue ; on ne constate aucune difformité appréciable.

A cette époque, on commence à faire faire quelques mouvements d'abord à l'articulation du coude et ensuite à celle de l'épaule. Les muscles du membre supérieur paraissent un peu atrophiés, et la gêne des mouvements semble tenir autant à cette atrophie qu'à la roideur articulaire.

9 février.— Le malade quitte l'hôpital. Tous les mouvements sont possibles ; cependant certains d'entre eux sont encore incomplets quand le malade ne s'aide pas de la main gauche.

OBSERVATION XI

(Maurel)

Luxation et fracture.

P... M..., soldat du 15e bataillon de chasseurs à pied (9 février 1875).

Chute dans un escalier sur le moignon de l'épaule droite.

Fracture de la clavicule et luxation acromio-claviculaire.

Douleur et gonflement de l'articulation. La clavicule, mobile, obéit aux mouvements qu'on lui imprime.

Conduit le soir même à l'hôpital, on applique le bandage de Mayor.

10.— On applique le bandage de M. Maurel.

Depuis ce moment jusqu'au 9 mars, rien de particulier à noter.

A cette date, consolidation complète et ablation du bandage.

Exeat le 14 mars.

CONCLUSIONS

De l'ensemble des considérations que nous avons exposées nous croyons pouvoir tirer les conclusions suivantes :

L'appareil de M. le docteur Maurel répond à toutes les indications dans le traitement des fractures de la clavicule.

Il agit, en effet, sur le fragment externe en le portant avec l'épaule en haut, en dehors et en arrière, et sur le fragment interne en le portant en bas et en avant.

Il réalise, ce que ne fait aucun autre appareil, la coaptation permanente des fragments en rendant solidaires les déplacements, toujours minimes, qu'ils peuvent éprouver.

Il prévient la douleur et les excoriations locales, grâce à l'alternance de la compression.

Il permet de surveiller les parties intéressées sans qu'il soit besoin de déplacer les pièces du bandage.

Il est léger et facilement supportable, même dans les pays chauds, ainsi que le prouvent les trois observations de M. Maurel.

Il est très-bien supporté par les enfants.

La possibilité d'y ajouter des goussets pour recevoir les seins permet de l'appliquer aux femmes. Il peut servir très-efficacement dans le traitement des luxations sus-acromiales de la clavicule, où les indications sont les mêmes que pour les fractures.

Il coûte fort peu, et la vulgarité des matériaux qui le constituent en rend la fabrication facile partout et pour tous.

Enfin, et c'est là son résultat le plus remarquable, il réduit au minimum, quand il n'y remédie pas complétement, le raccourcissement et la déformation.

Les appareils employés jusqu'à ce jour dans le traitement des fractures de la clavicule n'ont pas donné de résultats aussi constamment favorables. Aussi pensons-nous que celui de M. Maurel doit leur être préféré, surtout dans les fractures où les fragments ont grande tendance à se déplacer.

INDEX BIBLIOGRAPHIQUE

BULLETIN de thérapeutique, 1877, t. XCII.

JAMAIN. — Traité de Petite Chirurgie.

NÉLATON. — Éléments de Pathologie chirurgicale, t. II.

DECHAMBRE. — Dictionnaire encyclopédique des sciences médicales, art. Clavicule.

HUREL. — Thèse de Paris, 1867.

TILLAUX. — Pathologie chirurgicale.

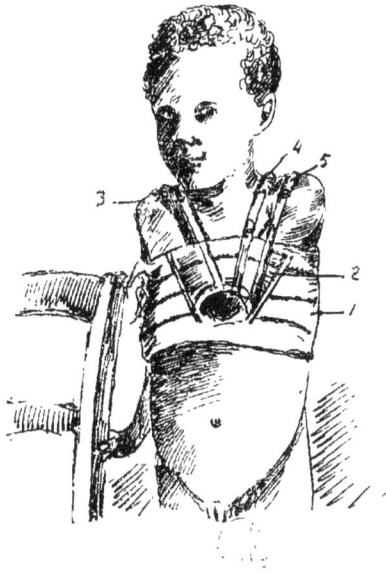

1. Bandage de corps.
2. Nid de pigeon.
3. Lacs passant par-dessus l'épaule saine.
4. Coussin compresseur fonctionnant.
5. Coussin compresseur au repos.